ESSAI SUR L'ACTION PHYSIOLOGIQUE

DES EAUX

DE

BAGNOLES-DE-L'ORNE

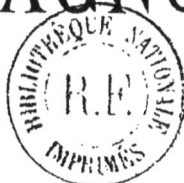

(GRANDE SOURCE)

PAR

le Docteur P.- R. JOLY

CORRESPONDANT DU MUSÉUM DE PARIS

MÉDECIN CONSULTANT A BAGNOLES-DE-L'ORNE

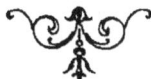

PARIS

IMPRIMERIE TYPOGRAPHIQUE JEAN GAINCHE

15, Rue de Verneuil, 15

—

1905

ESSAI SUR L'ACTION PHYSIOLOGIQUE

DES EAUX

DE

BAGNOLES-DE-L'ORNE

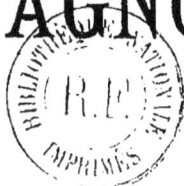

(GRANDE SOURCE)

PAR

le Docteur P.- R. JOLY

CORRESPONDANT DU MUSÉUM DE PARIS

MÉDECIN CONSULTANT A BAGNOLES-DE-L'ORNE

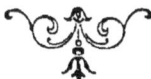

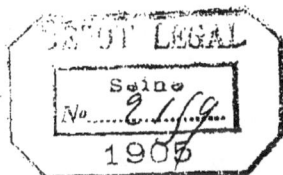

PARIS

IMPRIMERIE TYPOGRAPHIQUE JEAN GAINCHE

15, Rue de Verneuil, 15

1905

Essai sur l'action physiologique

DES

EAUX DE BAGNOLES - DE - L'ORNE

(Grande Source)

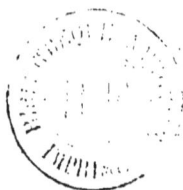

———

Comment agissent les eaux de Bagnoles-de-l'Orne (Grande Source), quel est le mécanisme physiologique de leur action, en particulier sur la circulation veineuse qui paraît être spécifique ? C'est une question souvent posée et qui jusqu'ici n'a pas encore reçu de solution. Sans avoir la prétention d'y répondre d'une façon définitive, nous voudrions simplement ici chercher à grouper les faits, à en rapprocher les hypothèses et contribuer à donner de ce problème, en l'éclairant des acquisitions récentes de la science, un essai de solution à peu près satisfaisante.

Nous allons pour cela étudier les données de l'observation et de l'expérimentation, chercher à les interpréter et, comme contrôle, nous consulterons les enseignements de la clinique.

I

CE QU'ON OBSERVE

Lorsqu'un sujet est plongé dans un bain
d'eau de Bagnoles (Grande Source), sa peau
devient onctueuse puis rugueuse, elle est décapée, elle se plisse, bientôt les mains apparaissent toutes fripées. En même temps qu'ils se
rétractent, les téguments laissent échapper de
nombreuses bulles gazeuses; les poils se
hérissent légèrement, présentant le phénomène
de la chair de poule. Or, fait intéressant à
noter, si on laisse simplement plonger les
mains et même les bras dans l'eau, ce phénomène de rétraction de la peau des mains ne se
produit que peu ou même presque pas. Au
contraire, il se montre rapidement lorsque le
corps entier est immergé. Bien plus, même si
on a soin d'enduire une main et un bras d'une
très épaisse couche de vaseline de façon à
l'isoler dans le bain, la peau de cette main se
contracte autant que celle de la main qui reste
en contact avec l'eau; enfin si on maintient un
bras complètement hors de l'eau, le corps y
baignant complètement, on voit, plus lentement et plus modérément, c'est vrai, se plisser
la peau de la main laissée à sec.

Les téguments du sujet plongé dans le bain deviennent pâles, les capillaires exsangues. Puis, au bout d'un temps variable avec les individus, cette pâleur fait place à de la rougeur. Les gros vaisseaux apparaissent plus visibles, ensuite les capillaires se gonflent sous l'afflux sanguin. Ce phénomène de retour se montre le plus souvent à la fin du bain, au bout de trente à quarante minutes, souvent plus tôt, rarement plus tard ; parfois cependant il ne se produit qu'au lit. Chez certains sujets, de la rougeur des téguments éclate dès l'immersion, sans pâleur préalable. C'est le phénomène para-doxal signalé par Hannequin. Cette rougeur cède légèrement à la fin du bain, puis reparaît pendant la réaction. Au bout de quelques jours ce phénomène spasmodique s'apaise et les alternatives pâleur et rougeur de la peau se succèdent régulièrement.

Et tous ces faits s'observent quelle que soit la température du bain, sauf au delà de 38°. Mais ils sont d'autant plus marqués que la tem-pérature du bain avoisine davantage celle d'émergence de l'eau à la source (26°).

Si l'on examine les effets des bains de Ba-gnoles sur le pouls, on voit qu'ils varient quant au nombre des pulsations avec la température de l'eau. A 36° le nombre des pulsations aug-mente rapidement ; à 34° et au-dessous, au contraire, il diminue, et cette diminution est d'autant plus rapide que la température du bain est plus basse. Dans les deux cas, au-dessus et au-dessous de 35° le pouls devient plein et fort au bout du premier quart d'heure, il faiblit et devient irrégulier le plus souvent au delà d'une demi-heure. Il remonte après le bain. Le résultat final de la cure est la régularisation du pouls. Le nombre des pulsations s'approche de la moyenne dite normale, généralement augmente ; mais surtout la force des pulsations s'élève, les battements sont plus réguliers, plus énergiques.

Quant à la tension artérielle relevée au sphygmomanomètre, voici ce que j'ai constaté :

1° *Au bain.* — La tension artérielle prise, toutes conditions égales d'ailleurs, aussitôt avant l'entrée dans la baignoire et aussitôt après la sortie, peut :

Rester la même, cas très rare ;
Baisser ;
S'élever, ce qui est le cas le plus général.

Cette action du bain sur la tension artérielle ne paraît pas simplement liée à la température de l'eau. Avec des bains à 28° on observe des abaissements de la pression égaux à ceux que donnent des bains à 36°, et inversement. Les bains à 33°-34° donnent parfois de l'abaissement, le plus souvent à l'élévation de pression. Cette température paraît d'ailleurs celle où les réactions sont le plus constantes et le plus marquées. Avec les bains à températures extrêmes 28°-36°, on observe souvent de l'abaissement de la pression à la sortie du bain et même quelque temps après, mais l'hypertension tardive est alors plus marquée.

Pendant la durée du bain les variations de la pression sont, en général, les suivantes : quelle que soit la température du bain, et quelle que soit la pression avant et après le bain, la pression s'élève d'abord, ordinairement durant tout le premier quart d'heure ; elle baisse ensuite pour rester basse ou, de beaucoup le plus souvent, s'élever à la sortie de l'eau.

2° *Après le bain*, les effets produits sur la tension se prolongent pendant plusieurs heures, souvent avec des oscillations, avant que la pression du sang reprenne son équilibre ; elle y revient d'autant plus lentement que le bain a duré plus longtemps.

La rougeur des téguments à la sortie du bain ne s'accompagne pas de l'abaissement de la tension ; le plus souvent, au contraire, il y a augmentation de la pression du sang.

Enfin le résultat final de la cure se traduit par un rapprochement de la tension artérielle du malade de la moyenne dite normale, parfois par abaissement, mais presque toujours par relèvement.

L'influence du bain sur la température du corps (sublinguale ou vésicale) est relativement assez peu marquée. Il y a toujours léger abaissement de la température avec les bains frais, mais point proportionnellement avec le faible degré de chaleur du bain ni même avec sa durée. Le thermomètre ne descend guère de plus de cinq dixièmes. Les bains chauds prolongés (1 heure à 36°) élèvent par contre la température.

Le simple bain augmente considérablement la diurèse. Celle-ci, au début, s'accompagne d'expulsion souvent très abondante d'acide urique et d'urates.

Les œdèmes s'effacent et disparaissent. Les tissus infiltrés reprennent leur élasticité, les parois veineuses redeviennent souples.

Après le bain la peau est douce, souple, une couche extrêmement ténue de matières pulvérulentes et légèrement onctueuses la recouvre. Elle dégage, surtout chez certaines personnes, au bout d'un instant de dessication une légère odeur sulfureuse. Sous son influence les altérations de la peau, les ulcères guérissent.

L'action des eaux de la Grande Source prises à l'intérieur mérite mention. Aussitôt après l'ingestion elles déterminent chez les uns une sensation de soulagement, de bien-être ; chez les autres une sensation de constriction pénible, de pesanteur. Pour les uns elles favorisent les phénomènes de la digestion, pour les autres elles les troublent et les arrêtent. En règle générale, l'ingestion de cette eau amène très rapidement de la constipation. Celle-ci peut finir par céder et les selles deviennent alors plus régulières qu'auparavant. Parfois on observe, non pas de la constipation, mais de la diarrhée pendant les premiers jours, puis vient la constipation et enfin des selles régulières.

En somme, on constate pendant les bains et comme résultat final du traitement, une plus grande régularité, une plus vive énergie dans le fonctionnement des organes dépendant du système nerveux sympathique, et surtout manifestées par l'amendement et la disparition des troubles circulatoires. L'effet principal de ces eaux semble porter électivement sur les vaisseaux et le cœur, et les centres nerveux qui les dirigent.

II

MÉCANISME PHYSIOLOGIQUE

Tels sont les faits. Comment les interpréter ?
Il les faut d'abord grouper en deux catégo-
ries : ceux résultant d'une action directe, locale, topique ; ceux dépendant d'une action
secondaire générale.

A la première se rattachent nettement les
modifications des surfaces tégumentaires saines
ou altérées : leur décapage, puis leur revête-
ment d'une couche extrêmement ténue de matière pulvérulente qui sur certains épidermes
malades agit comme topique altérant, isolant
et desséchant. Ainsi peut s'expliquer une
partie de l'action dans certaines lésions, certaines maladies de la peau.

Est-ce à l'effet direct, local, ou à l'influence
générale que nous devons attribuer le plissement de la peau et la constriction des capillaires superficiels ? Peut-être à l'un et à l'autre ;
cependant nous avons vu que ce phénomène
se produisait sur les téguments enduits d'une
couche isolante de vaseline, et même sur une
main tenue complètement hors de l'eau, le
reste du corps étant immergé ; que d'autre part

les mains seules plongées dans l'eau ne se ridaient pas ou très peu. Il n'y a donc pas seulement action locale directe, mécanique sur les fibres musculaires lisses, mais actions secondaires chimique et nerveuse généralisées.

Si les fibres musculaires étaient directement impressionnées et les cellules nerveuses périphériques seules influencées, comment expliquer les faits de contraction symétrique de la peau et des capillaires? L'intervention même des plexus seuls ne suffit pas à rendre compte des phénomènes généraux que l'on observe. On arrive donc nécessairement à conclure que ces phénomènes ne peuvent se comprendre qu'en admettant l'intervention du système nerveux sympathique entier avec prédominance d'action des centres et des cellules vaso-moteurs, intervention favorisée, et même rendue seulement possible par une modification dans la composition chimique des tissus.

Voici, dès lors, comment on peut concevoir les choses : après un instant de contact avec cette eau, la peau se trouve dégarnie de son enduit isolant, elle est décapée et, par conséquent, devient perméable. Dès lors, les milieux intercellulaire et sanguin se modifient. Une excitation provenant de l'eau atteint les plaques sensitives terminales, les cellules des plexus les plus voisins qui réagissent en déterminant une rétraction des fibres musculaires

lisses de la peau et des petits vaisseaux superficiels pouvant, d'après la loi de symétrie, se
faire sentir sur les parties du corps correspon-
dantes non immergées. D'où plissement de la
peau, horripilation, expulsion de bulles gazeuses, vaso-constriction superficielle et hypertension d'origine périphérique (1). Il se produit
une augmentation de la pression du sang dans
les artères en amont des capillaires contractés,
mais diminution en aval, c'est-à-dire dans les
veines qui tendent à se vider complètement et
dont les parois s'affaissent. Le cœur alors
modère l'énergie de ses pulsations, d'où baisse
de la pression prise à la radiale. Mais l'excitation provenant de l'eau et qui a d'abord déter-
miné l'intervention des cellules et des centres
vaso-constricteurs des capillaires se propage à
toute la chaîne de ganglions et de centres
sympathiques et atteint ceux qui commandent

(1) Nous croyons utile de rappeler ici que la tension
artérielle, due à l'élasticité des parois vasculaires, égale
la pression du sang contre ces parois. Que les variations de la tension artérielle sont régies par les deux
lois de Marey et de Pachon, résumées dans la formule
de M. Pachon :

$$Ta = f (Rc, Ov, Vm).$$

Ta = tension artérielle.
Rc = rythme cardiaque.
Ov = ondée systolique ventriculaire.
Vm = influence du système nerveux vaso-moteur
réglant le calibre des vaisseaux.

le cœur. Ceux-ci agissent à leur tour sur les
contractions du cœur, en renforcent la puis-
sance, d'où systole plus énergique, ondée ventriculaire plus abondante. On note de nouveau
de l'hypertension, mais hypertension d'origine
centrale, d'origine cardiaque persistant plus ou
moins longtemps avant le retour au point de
départ. On constate, en effet, que le pouls
augmente alors d'amplitude et de force, à con-
dition toutefois de ne pas pousser jusqu'à la
fatigue amenant de la faiblesse et des troubles
du cœur; il y a suractivité du courant circula-
toire produisant de véritables chasses qui
entraînent les liquides extravasés que refoule
d'autre part la rétraction des téguments. D'où
augmentation de la diurèse et expulsion des
liquides épanchés, des principes toxiques, faci-
litées par des modifications chimiques du sang
et des tissus.

Par ce mécanisme s'explique le phénomène paradoxal de Hannequin. Pour que les
réactions signalées plus haut se produisent, il
faut à l'excitation qui les occasionne une intensité déterminée. Est-elle trop violente pour
un système nerveux donné, celui-ci est inhibé,
la vaso-constriction superficielle ne se produit
pas, et les capillaires parésiés restent inertes,
ils peuvent même se dilater si l'excitation est
à ce point violente qu'elle mette en jeu les
vaso-dilatateurs.

De la même façon s'explique l'action de l'eau
de Bagnoles (Grande Source) sur l'appareil digestif. Elle porte non pas sur le chimisme digestif, mais sur la musculature et surtout la
circulation de cet appareil. Elle réveille les
contractions des fibres musculaires lisses des
parois digestives et des vaisseaux de ces parois. Trop violente au début pour certains
tubes digestifs, cette excitation produit des
contractions vives et irrégulières avec inertie ou
même vaso-dilatation spasmodique des petits
vaisseaux, comme dans le phénomène para-
doxal signalé par Hannequin pour la peau. Il
se produit alors de la diarrhée qui, par suite
de l'accoutumance et du relèvement de l'innervation et de la circulation, cède bientôt. Mais
si l'ingestion d'eau de la Grande Source est
continuée trop abondante et fréquente, elle
amène bientôt de la constipation. La contraction qu'elle détermine des fibres musculaires
et la vaso-constriction des capillaires digestifs
trop fréquemment provoquées deviennent per-
manentes, d'où anesthésie et parésie de l'intes-
tin et constipation opiniâtre. Au contraire, les
prises étant dosées en quantité et en nombre
suivant l'état réactionnel de chaque individu,
ces eaux permettent d'activer les fonctions musculaires et circulatoires de l'appareil digestif.

En résumé, il ressort des données précédentes
que le mécanisme physiologique des eaux de

la Grande Source de Bagnoles-de-l'Orne s'explique par une modification chimique des milieux sanguin et intercellulaire permettant l'intervention plus puissante du système nerveux sympathique, particulièrement des centres vaso-moteurs renforcés dans leur action sur les capillaires et le cœur. De ces eaux ils reçoivent, en effet, une excitation qui, bien dosée, réveille leur énergie, régularise leur fonctionnement, active la circulation, et, secondairement, fortifie, rééduque les fibres musculaires lisses des vaisseaux et le muscle cardiaque lui-même.

Mais nous avons vu qu'une des principales manifestations de ces effets était de relever la tension artérielle; comment alors expliquer l'abaissement de pression observé chez certains malades à la fin du traitement? C'est que chez ces malades l'hypertension pathologique avait justement pour origine l'obstacle à l'écoulement régulier du sang occasionné par la stase veineuse, stase due à des rétentions de principes toxiques que le bain dilue et permet d'éliminer tant par osmose que par chasses circulatoires, ou stase due à l'altération des vaisseaux et du cœur, affaiblissement des centres vaso-moteurs vasculaires et cardiaques. Or, ces eaux agissent justement sur tous les éléments dont la tension artérielle est fonction : $Ta = f (Rc, Ov, Vm)$.

La cure n'a pas précisément pour effet d'élever
la tension, mais de la ramener à un degré physiologique. D'ailleurs, pour cela, il faut que la
sclérose des vaisseaux n'ait pas atteint un degré
extrême, surtout que les artères soient encore
un peu élastiques. Dans l'artériosclérose elles
ne produisent pas les mêmes bons effets que
dans la phlébosclérose; il en faut alors sur-
veiller de très près l'action, car dans ces cas
elles peuvent même devenir nuisibles.

III

AGENTS ACTIFS

Nous venons de voir comment on peut concevoir le mécanisme d'action des eaux de
Bagnoles prises en bloc, si je puis m'exprimer
ainsi. Cela ne suffit pas ; il nous faut pousser
plus loin nos investigations. Quel est ou quels
sont donc le ou les agents actifs de ces eaux ?

La thermalité ? Non, puisque l'eau ordinaire
aux mêmes températures et dans les mêmes
conditions ne fournit pas les mêmes résultats ;
puisque, nous l'avons vu, les effets sont à peu
près semblables sur le plissement de la peau,
sur la tension artérielle, sur le réveil des centres
vaso-moteurs, que le bain soit pris à 35° ou à
28°. Il est vrai, cependant, que l'action est plus
marquée lorsqu'on emploie l'eau à une température plus voisine de celle de la source (26°).
Le degré de température du bain influe aussi,
nous l'avons vu, sur la réaction, le rythme du
cœur. Mais cela n'explique pas tous les faits :
ni les modifications chimiques des milieux intercellulaire et sanguin, ni la disparition des
œdèmes, ni l'action spécifique sur le sympathique. La température est certainement un
facteur, d'ailleurs très modifiable, mais non le

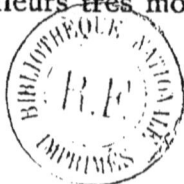

seul ni surtout le plus important : c'est un adjuvant.

La composition chimique ? L'analyse, jusqu'ici, a révélé :

Composition calculée	Par litre
Acide carbonique libre	o gr. 0063
Silice.......................	o gr. 0135
Bicarbonate de fer	o gr. 0022
— de chaux	o gr. 0092
Phosphate de chaux	o gr. 0009
Sulfate de chaux	o gr. 0034
— de magnésie...........	o gr. 0036
— de potasse............	o gr. 0050
— de soude	o gr. 0128
Arséniate de soude............	faibles traces.
Chlorure de sodium	o gr. 0164
— de lithium............	traces
Matières organiques...........	o gr. 0021
Total.....	o gr. 0754

Lequel de ces composants peut agir suffisamment sur le sympathique pour provoquer les phénomènes observés? A si faibles doses, il semble difficile de pouvoir attribuer de rôle prépondérant à aucun d'eux.

Pour les gaz, l'action des bulles gazeuses d'acide carbonique, si remarquable et évidente pour certaines sources, n'est pas ici de mise. L'azote libre qui fait partie intégrante de ces eaux joue un rôle, c'est probable, mais elle ne s'y trouve pas non plus en assez grande quan-

tité pour que l'on puisse lui accorder l'effet
sédatif qu'on lui a attribué. Nous avons vu
que cette sédation de certaines douleurs s'explique bien plutôt par la décongestion et par
la régularisation de la circulation, commandée
par un système nerveux rééduqué. Remar-
quons, en passant, que les gaz de ces eaux
sont justement ceux et ceux-là seuls qui entrent
dans la composition organique, dans le sang
des animaux.

Les sels dissous sont à des doses presque
infinitésimales, et pris séparément ne semblent
guère aptes à diriger l'ensemble des phénomènes. Deux cependant peuvent nous retenir :
les sels de silice et les sels de soude.

Certaines argiles siliceuses, surtout les argiles marines des grands fonds, déterminent,
quand on les manipule, le même plissement de
la peau que l'on observe ici, analogue, quoique
cependant distinct de celui qu'occasionnent les
solutions alcalines fortes. Les silicates des
eaux de Bagnoles doivent donc jouer un rôle
important dans le décapage et la rétraction de
l'épiderme.

Mais là ne s'arrête pas leur action. Pénétrés
dans les tissus grâce à ce même décapage, et
aussi pris en ingestion, ils déplacent, dissolvent les urates, les dépôts d'acide urique, et
en favorisent l'élimination.

Les sels de soude sont dans cette source,

avec les sels de silice, les plus abondants. Mais si on veut bien rapprocher la teneur de ces eaux en sels de soude, particulièrement en chlorure de sodium, de la teneur en ces mêmes sels du sang et des tissus organiques humains, on voit de suite qu'elles sont hypotoniques par rapport à ceux-ci, que par conséquent si les eaux de Bagnoles agissent par leur teneur en chlorure de sodium, c'est en déchlorurant l'organisme directement par osmose dans le bain (grâce à la perméabilisation de la peau modifiée comme nous l'avons vu) et indirectement, plus faiblement, par ingestion de l'eau. Or, on sait l'importance considérable jouée en physiologie et en pathologie par les variations des quantités de chlorure de sodium contenu dans l'organisme, surtout lorsqu'il s'y trouve en excès; on sait en particulier l'influence néfaste de l'hyperchloruration sur les vaisseaux, son rôle dans l'étiologie des œdèmes, et les bienfaits dans ces cas de la déchloruration concordant avec ceux que donne l'eau de Bagnoles.

D'ailleurs, très probablement d'autres courants osmotiques s'établissent à travers la peau pendant le bain, et un échange d'ions se produisant ramène le milieu intercellulaire et sanguin à des teneurs plus normales en ses divers principes salins, comme il se fait pour le chlorure de sodium.

Il est du reste très remarquable que les principes révélés par l'analyse chimique dans les eaux de Bagnoles (Grande Source) soient justement ceux qui composent essentiellement la matière organique vivante, le carbone étant remplacé par la silice, qui est d'ailleurs au règne minéral ce que le carbone est aux règnes végétal et animal. Ces eaux constituent donc un véritable sérum capable, en pénétrant l'organisme animal, d'en modifier profondément la composition, de la ramener à un équilibre convenable permettant le fonctionnement régulier des centres dynamogènes de la vie végétative et spécialement des centres vaso-moteurs.

Il y a plus : cette eau n'est pas un simple sérum salin ; elle contient des organismes cellulaires vivants, dont la vitalité et toutes ses conséquences, naissance, développement, mort, tout en rendant fixe sa composition dont ils sont en partie les régulateurs, y ajoutent quelques principes et en modifient la nature d'une façon trop délicate d'ailleurs pour se révéler à nos moyens d'investigation encore trop grossiers à l'état actuel, mais suffisante pour agir puissamment sur le plus sensible des réactifs, l'organisme humain. C'est à la mort de ces algues qu'est due la très légère odeur sulfhydrique de ces eaux qui, vivantes, n'ont pas d'émanations de soufre. Mais il est bien probable que, vivantes, ces algues excrètent et secrètent dans cette eau des produits ayant une action sur les organismes supérieurs qu'ils pénètrent avec cette eau. Il se peut que parmi ces produits il y en ait à action élective sur le sang et sur le système nerveux sympathique.

D'autre part, un fait m'a depuis longtemps frappé et me paraît devoir être signalé. Lorsqu'on suit de près l'action de l'eau de Bagnoles sur la circulation, surtout chez les malades à troubles, à affaiblissement cardiaques, on est frappé de l'analogie de cette action avec celle de la digitale. Non seulement on obtient des effets physiologiques et thérapeutiques semblables, mais j'ai même observé des accidents occasionnés par des bains identiques aux accidents digitaliques, du pouls trigéminé par exemple. Or, dans les terrains siliceux d'où sourd cette eau, il pousse des digitales en très grande abondance.

Partout où l'on n'a pas planté d'arbres (et il ne faut pas oublier que cette plantation d'arbres dans le parc n'est relativement pas très ancienne), on trouve de la digitale. Ne se peut-il point que cette eau chaude dissolve, en traversant ces couches de terrains, quelques-uns des mêmes principes qu'en extrait la plante, et justement ceux là dont elle fait les produits qui agissent sur les centres vaso-moteurs des animaux? L'hypothèse n'a rien d'inadmissible et répond à bien des faits.

Il est enfin un autre élément, non le moins

important, dont il faut tenir compte : c'est la radioactivité induite de l'eau de Bagnoles. De la radioactivité, on en trouve partout, dira-t-on. Ce n'est qu'en partie vrai, car il est des sources thermales qui n'en contiennent point ; mais de ce qu'elle est presque universellement répandue il en découle justement la preuve que cette excitation radioactive est nécessaire à la vitalité des êtres et particulièrement des êtres supérieurs. On vient de démontrer la présence de radium dans le soleil ; certainement les vibrations radiales nous sont indispensables comme les vibrations lumineuses, caloriques et chimiques émises par l'astre central ; elles constituent pour nous, pour notre système nerveux un excitant naturel indispensable. Or, si elle est partout répandue, la radioactivité n'est pas également répartie. Et justement l'analyse à ce point de vue des eaux thermales montre entre celles-ci des différences considérables. Dès lors, puisque notre organisme, véritable machine vibratoire, a besoin pour fonctionner d'excitations dosées suivant l'organe à impressionner, suivant l'état réactionnel du sujet, il devient évident que suivant le but à atteindre il faudra soumettre ce sujet à des excitations radioactives d'intensité variable. De même que pour telle ou telle affection l'électrothérapeute doit user de telle et telle forme d'électricité, employer des courants de telles et telles intensités, de même à un malade. donné conviendra cette eau-ci ou celle-là, suivant sa dose de radioactivité.

Or, l'intensité de courant radioactif déterminée par MM. Curie et Laborde dans les eaux de la Grande Source de Bagnoles-de-l'Orne semble bien répondre à l'intensité jus tement nécessaire pour exciter et régulariser les centres du système nerveux sympathique, surtout les centres vaso-moteurs. Et si l'on s'étonne qu'une si faible intensité de courant radioactif (i 10^3 = 3,3 intensité de courant électrostatique) se propage dans ces eaux et dans l'organisme jusqu'aux centres nerveux, il suffira pour se l'expliquer de se rappeler cette loi, évidemment applicable aux émanations radioactives, qu'un courant électrique se propage d'autant mieux dans une eau, dans un milieu hydrique, que ceux-ci contiennent des sels à l'état de dilution plus grande, c'est-à-dire décomposés en ions le plus nombreux possible. Les eaux peu minéralisées de Bagnoles rentrent dans ce cas, et comme pénétrant par osmose elles diluent les sels en excès des milieux intercellulaire et sanguin, elles permettent la facile propagation des ondes vibratoires jusqu'aux centres nerveux.

En résumé, l'action produite par l'eau de Bagnoles (Grande Source) sur l'organisme humain n'est pas l'effet d'un seul agent actif.

On n'observe pas dans la nature de phénomène
qui dérive d'une seule cause ; tout fait, si in-
fime paraisse-t-il, est la conséquence d'une
série d'autres faits antérieurs ou concomitants
dont nous ne percevons que les plus saillants ;
les intermédiaires, plus nombreux, nous échap-
pent le plus souvent. Ainsi, du rôle des divers
agents actifs de l'eau de Bagnoles (Grande
Source), voici en somme ce qui ressort : cette
eau constitue un véritable sérum ; ce sérum
pénètre dans l'organisme par osmose à travers
la peau décapée et rétractée sous l'influence
dominante des silicates ; il s'établit ainsi entre
ce sérum et les tissus qui se trouvent en contact avec lui directement ou indirectement un
échange de sels ou plutôt d'ions : les silicates
de l'eau dissolvent les urates des tissus, la
faible tension du chlorure de sodium dans l'eau
provoque la déchloruration de l'organisme,
par un même mécanisme les autres sels s'équi-
librent. De cette façon, les milieux intercellulaire et sanguin se trouvent ramenés à une
composition plus normale permettant un fonctionnement plus régulier de tous les appareils.
Mais il y a plus : par osmose et par ingestion
d'eau pénètrent dans l'organisme les produits
sécrétés par les algues et aussi, peut-être surtout, des principes dissous par cette eau
chaude à son passage à travers les couches de
terrains dont les digitales, qui abondent dans

cette région, extraient leurs principes actifs.
Or ces produits, ces principes agissent spécifi-
quement sur les centres vaso-moteurs vasculaires et cardiaques. Enfin la radioactivité induite de l'eau de la Grande Source se propage,
grâce à l'imbibition des tissus et aux courants
osmotiques établis, jusqu'aux cellules, filets et
centres nerveux sympathiques, contribuant à
redonner à tout ce système l'excitation, l'é-
nergie justement dosées pour en assurer le bon
fonctionnement.

Tels semblent être les rôles respectifs des
composants de cette eau.

IV

DÉMONSTRATION CLINIQUE

On voit dès lors quels sont théoriquement les malades susceptibles de tirer bénéfice du traitement de Bagnoles-de-l'Orne.

L'action dominante de ces eaux portant sur le système nerveux sympathique et particuliè-rement sur les vaso-moteurs, on obtiendra des résultats satisfaisants chez tous les individus à système nerveux sympathique affaibli, épuisé ou fonctionnant irrégulièrement, dont les cen-tres vaso-moteurs ont besoin d'être rééduqués, fortifiés, régularisés ; chez les malades à hypo-tension ; ou les malades à hypertension par rétention de toxines, dont la composition chi-mique du sang et des tissus est altérée ; par stases veineuses, congestions veineuses erra-tiques ; chez les malades à ralentissement de la circulation par trouble de l'innervation vaso-motrice des vaisseaux périphériques ou du cœur ; par altération des parois veineuses. Toutes les conséquences de ces troubles et, particulièrement, les œdèmes se trouveront améliorés, guéris.

Mais en plus de l'action dominante sur la

circulation et le sympathique, ces eaux ont une action topique sur les téguments. D'où leur indication dans les maladies cutanées s'accompagnant de troubles vasculaires ou dues à ces troubles mêmes.

Les contre-indications doivent comprendre l'hypertension définitive de l'artériosclérose complète et généralisée avec artères devenues dures et fragiles ; les affections organiques du cœur ; les lésions matérielles du système nerveux ; les tuberculoses.

Or, l'expérience clinique montre que les maladies contre lesquelles les eaux de la Grande Source de Bagnoles donnent les meilleurs résultats sont bien celles que prévoit la théorie : asthénie nerveuse ; convalescence des maladies hypotensives ; anémies ; mais surtout congestions veineuses, troubles circulatoires de la puberté et de la ménopause ; stagnations veineuses des membres et du tronc, du bassin ; varices, phlébites en quelqu'endroit qu'elles siègent, et toutes leurs conséquences ; œdèmes dus à un trouble dans le chimisme des milieux intercellulaire et sanguin, à un obstacle dans la circulation de retour ; maladies fonctionnelles mais non organiques du cœur ; dyspepsies gastro-intestinales avec atonie des fibres musculaires lisses et troubles de la circulation de l'appareil digestif ; maladies à rétention d'acide urique.

Enfin, de temps immémorial on soigne des maladies de peau ; l'eczéma, les ulcères variqueux se montrent particulièrement bien influencés.

Par contre, l'expérience a prouvé les effets nuls et parfois mauvais de ces eaux chez les sujets artérioscléreux à la dernière période, chez les malades exposés aux hémorrhagies cérébrales, chez les tuberculeux, chez les cardiaques à lésions organiques, dans les affections à l'état aigu.

V

CONCLUSIONS

Nous pouvons donc conclure :

L'action des eaux de Bagnoles-de-l'Orne (Grande Source) est double :

1º Elle porte sur les milieux sanguin et intercellulaire qu'elles modifient et ramènent à une composition plus normale.

2º Elle se manifeste surtout par le relèvement, la régularisation de fonctionnement du système nerveux sympathique, particulièrement des centres vaso-moteurs des capillaires et du cœur.

Le mécanisme d'action sur la circulation peut se résumer en deux phases :

1º Vaso-constriction des capillaires, évacuation plus complète des veines qui se vident et s'aplatissent, hypertension d'origine périphérique.

2º Renforcement de l'énergie du cœur, augmentation de l'ondée ventriculaire, hypertension d'origine centrale, cardiaque.

Les agents actifs de ces eaux se révèlent naturellement nombreux et à influences complexes. Il ressort cependant que les principaux rôles semblent revenir aux phénomènes d'osmose rétablissant l'équilibre des sels organiques, spécialement par déchloruration des tissus ; à l'introduction de principes à influence élective sur les centres vaso-moteurs empruntés aux algues vivant dans ces eaux et aux terrains traversés par celles-ci ; enfin aux vibrations radioactives qui réveillent et régularisent les centres nerveux vaso-moteurs.

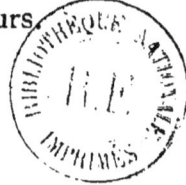

Imp. Jean Gainche, 15, rue de Vernouil, Paris.

www.ingramcontent.com/pod-product-compliance
Lightning Source LLC
Chambersburg PA
CBHW070756210326
41520CB00016B/4715